AF463438

CONSIDÉRATIONS MÉDICALES

SUR

LES CORSETS

DONT LES FEMMES FONT USAGE.

Par Prosper GASSAUD,

Docteur en médecine de la Faculté de Paris, ancien Chirurgien des hôpitaux militaires, Membre de plusieurs Sociétés savantes, et Bachelier ès-lettres de l'Académie de Toulouse.

> S'il est glorieux pour le médecin, de guérir les maladies, il doit l'être davantage de les éloigner.
>
> Baglivi. *Traduct.*, *Liv.* 1, *v.* 1.

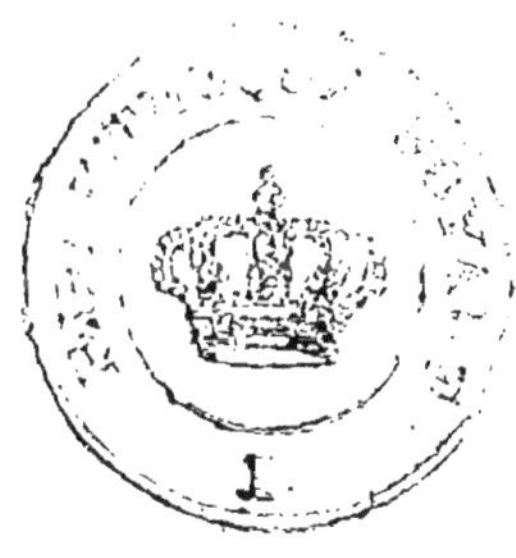

A PARIS,

CHEZ
- l'Auteur, rue Neuve-des-Petits-Champs, n° 26;
- Petit, libraire de S. A. R. Monsieur, Palais-Royal, galerie de bois, n°. 275;
- Delaunay, libraire, Palais-Royal, galerie de bois, n°. 243;

IMPRIMERIE DE LEFEBVRE, RUE DE BOURBON, N°. 11.

1821.

AMANTISSIMÆ,

NEC NON SUAVISSIMÆ, MATERTERÆ MEÆ,

M. DASSAN,

HOC OPUSCULUM

DICO, VOVEO, ET CONSECRO.

AUCTOR.

AVANT-PROPOS.

Si la femme, que l'on a regardé, à juste titre, comme le chef-d'œuvre de la nature, présente un intérêt puissant au philosophe et au moraliste, elle n'est pas moins digne de l'attention du médecin. Celui-ci, après avoir déroulé les merveilleux tissus dont son physique se compose, analyse les attributs moraux qui en dérivent, et s'élève ainsi par gradation jusques aux causes qui peuvent altérer ce modèle de perfection et de fragigilité. La fibre nerveuse répandue avec profusion dans toutes ses parties les rend très-délicates et fort sensibles; de là, cette grande susceptibilité dont la femme jouit, et qui la dispose à percevoir avec vivacité les émotions douces et les sensations pénibles. Si, comme on l'a dit, l'appareil du plaisir est voisin de la douleur, qui plus que la femme doit éprouver l'un et l'autre! En effet, le cours de sa vie est semé de jouissances les plus délicieuses, et des maux les plus accablans.

La plupart de ceux qui l'affligent sont, il est vrai, inévitables : elle les porte dans son organisme, et tous les efforts de la médecine vont échouer pour les détruire. Mais, disons-le aussi, il en est beaucoup que la civilisation, le préjugé et l'empire de la mode lui procurent ; ce sont ceux-là que nous pouvons prévenir, en combattant les causes qui les font développer. Pour arriver à ce but, il faut analyser avec soin tous les agens qui environnent médiatement ou immédiatement l'organisme de la femme.

Quant à nous, dans cet écrit, nous nous sommes occupés du corset, agent que nous croyons pernicieux au corps de la femme. Il nous semble pouvoir démontrer jusqu'à l'évidence, que les infirmités qu'il occasionne sont très-nombreuses, sur-tout quand ce vêtement est serré outre mesure, et garni de lames d'acier ou de baleine, qui compriment fortement tout le corps. Mais que pourront et nos conseils, et notre voix, contre la tyrannique mode qui subjugue les femmes, et les enveloppe de ses prestiges séducteurs? Il en est malheureusement qu'elle entraîne à leur perte, et qui seront sourdes à nos avis!

Quoi qu'il en soit, et malgré les difficultés et les obstacles que nous rencontrerons, nous n'en dirons pas moins avec franchise tous les accidens qu'occasionne le corset, et nous ne leur cacherons rien de ce qui peut intéresser leur santé et leur bien-être. Ayant dévoué notre existence au soulagement des maux de l'humanité, il nous sera bien doux, si nous pouvons retirer de l'abîme, et épargner quelques souffrances à ce sexe enchanteur qui fait l'ornement et les délices du monde.

Il faut l'avouer, nous avons entrepris ce travail, non-seulement parce qu'il est du domaine de la médecine, mais nous y avons été entraînés par l'attachement que nous inspirent les femmes, vers lesquelles le passé, le présent, l'avenir nous rappellent. Eh! n'est-ce point à leurs soins tendres, délicats et affectueux, que l'homme enfant doit la vie? N'est-ce point à leur affabilité, à leur douceur, à leurs charmes magiques, que l'homme adulte est redevable de ses plaisirs les plus vifs? Et si le vieillard goûte encore, au crépuscule de sa vie, des jours tranquilles et sereins, c'est à leurs rares vertus, à leurs grâces naïves, à leur sollicitude inaltérable qu'il les doit! Oui, ce sont les femmes qui embellissent nos jours, qui allègent le poids de la misère et de l'infortune, qui aplanissent, en les couvrant de fleurs, les pénibles et rudes sentiers de la vie; ce sont, dis-je, ces êtres surnaturels qui, après avoir prodigué à l'homme toute la félicité qu'il peut goûter ici bas, le font descendre dans la tombe avec l'espérance consolatrice!

Que le burin de l'histoire éternise leurs belles actions et leur courage héroïque; que la poésie chante leur mérite; que les successeurs d'Apelle animent la toile avec leurs couleurs les plus brillantes, pour montrer à tous les yeux leurs traits séduisans, et leurs formes enchanteresses ! Quant à nous, voués à un rôle plus modeste, nous allons tâcher de leur être utile, en leur conservant le plus précieux des biens.

Heureux si nous pouvons atteindre notre but ! Puissent nos efforts avoir quelque succès. Si le désir de bien réussir suffit pour en donner les moyens, nous osons espérer que ce léger fruit de nos veilles ne sera pas perdu.

CONSIDÉRATIONS MÉDICALES

SUR

LES CORSETS

DONT LES FEMMES FONT USAGE.

DANS l'état actuel de notre civilisation, le corset constitue une pièce principale de l'habillement des femmes; elles l'ont construit pour se donner une taille svelte et élégante, maintenir leurs formes dans une proportion qu'elles croient capable de plaire aux hommes, de fixer leur attention et de conquérir leurs hommages. Les Françaises, et à Paris principalement, persuadées que la nature a besoin de secours artificiels, en font un usage exclusif. Cet ajustement a éprouvé beaucoup de modifications chez les femmes des divers peuples; le climat a dû nécessairement influer sur la manière de s'en servir. Dans le nord de l'Europe, nous observons le corset étroitement appliqué sur le corps, garni de lames résistantes, ne faire de tout le torse qu'une seule pièce. Si nous avançons au contraire vers le midi, nous verrons disparaître peu à peu ce costume gothique, de telle sorte que les femmes des pays méridionaux ne font usage que d'une ceinture légère, qui soutient leur sein, ou d'un mince corset médiocrement serré.

Le caprice de la mode, qui, dans tous les temps a exercé un empire absolu parmi les femmes, a contribué à transplanter aveuglément les coutumes des pays septentrionaux, sous le ciel plus doux et plus riant de nos climats : c'est de la Germanie que nous sont venues ces machines meurtrières, dont les femmes du siècle dernier composaient leurs atours; il n'a fallu rien moins que les réclamations éloquentes des médecins à cette époque, et sur-tout les avis du philosophe de Genève, pour leur faire abandonner ces corps ferrés qui couvraient les appas les plus délicats des stigmates de la souffrance.

Quoique le corset employé par nos dames n'ait plus aujourd'hui les mêmes inconvéniens qu'on reprochait à celui du temps passé, néanmoins il leur est encore nuisible, car il leur procure une foule d'incommodités quand il est trop serré, ou que, se rapprochant de l'ancien modèle, il est trop rétréci dans sa partie moyenne, et armé de pièces métalliques ou de baleine, de manière à comprimer avec force la poitrine, le bas-ventre et les organes renfermés dans ces deux cavités.

Il n'y a que le désir de se faire admirer qui puisse forcer le sexe à s'imposer une gêne qui va souvent jusqu'à la torture. Nous tenons pour certain que le cilice et la haire de nos anciens cénobites, étaient moins désagréables au corps que l'ajustement d'une petite maîtresse de la capitale. A la vérité, il faut moins blâmer la femme que la plaindre ; c'est l'homme qui l'a assujettie à cette contrainte ridicule : il la trouvait belle avec un corset, pourquoi donc cesserait-elle de le porter? Si le sculpteur qui nous a présenté la Vénus de Médicis, au lieu de nous l'offrir avec ces formes arrondies, ces contours gracieux qui respirent le plaisir et la volupté, l'eût partagée en deux en détachant la poitrine du bassin naturellement réunies par une transition insensible, nous eussions regardé son ouvrage comme le fruit d'une imagination bizarre et déréglée ; et cependant, chose étrange, on se met en extase devant une jeune personne ainsi guindée.

La grâce ne va point sans l'aisance, on ne peut point plaire quand on souffre : les Athéniennes avaient reconnu ce principe. La terre natale de la beauté ne produisit rien qui pût la dénaturer. Une ceinture toute simple suffisait pour dessiner la taille élégante des Grecques ; leur costume, plus majestueux que le nôtre, ne lui cédait en rien pour l'élégance, ni pour le goût. Sans mutiler leur corps, les femmes d'Athènes ne faisaient pas fuir les Amours, car ils venaient souvent folâtrer dans les plis nombreux de leur tunique ondoyante.

La nature a également inspiré les Bayadères dans l'Inde : au rapport de M. de Jouy, elles portent un corset élégant et commode, dont l'objet spécial est de conserver à la gorge sa forme sphérique et son élasticité. Chaque globe est renfermé dans un étui fait d'une étoffe qui a été tissue avec une écorce très-fine d'un arbre qui croît dans l'île de Madagascar. Ces étuis auxquels on a donné la forme des appas qu'ils doivent renfermer, sont d'une couleur analogue à la peau des femmes qui se les appliquent. L'étoffe en est si élastique et si fine, que l'œil trompé croit apercevoir une gorge nue. Il en admire les mouvemens qui sont simultanés avec la respiration. Ils attestent la fermeté et la cohésion de ces organes, si susceptibles de se ramollir. Le toucher même le plus subtil ne saurait reconnaître l'enveloppe d'avec la partie qu'elle lui soustrait, pour l'empêcher de se flétrir prématurément. Cette précaution est si favorable à cette fin, que les Bayadères conservent la beauté de leur gorge jusqu'à un âge très-avancé; aussi ne quittent-elles jamais leur corset; elles le gardent dans leur lit, et ces séduisantes prêtresses de la volupté ne s'en dépouillent que très-rarement, et avec la plus vive répugnance pour l'amant le plus chéri et le plus favorisé, dans ces instans où une femme éprise n'a rien à refuser à celui qui règne sur son âme et sur son cœur.

Pourquoi nos aimables Françaises ne se sont-elles pas rapprochées de ces modèles? Au lieu d'un ajustement de cette nature, elles ont préféré le corset baleiné, rétréci dans la partie inférieure, qui non-seulement froisse rudement leurs globes mammaires, mais encore gêne plusieurs fonctions importantes à la vie, et qui sur-tout, garni d'un busc, loin de dessiner leurs formes, les dégrade et leur procure un grand nombre d'infirmités. Déjà j'entends plusieurs personnes s'écrier : le corset européen est indispensable ; il y a des femmes contrefaites, d'autres qui ont besoin de soutenir leurs seins trop volumineux, de dissimuler la grosseur de leur ventre, et qui, sans cet ajustement, ne plairaient à personne.

Nous répondrons à cette objection en disant qu'il peut avoir quelquefois de l'avantage, et pour cela, on ne doit pas l'employer dans toutes les circonstances et chez toutes les femmes indistinctement. Par exemple, pourquoi celles qui n'ont pas besoin de se faire une taille, et à qui la nature a prodigué tous les charmes de l'organisation, vont-elles se torturer et flétrir leurs appas? Qu'elles abandonnent ces machines aux femmes difformes ou aux viles courtisanes! De toutes les parties qui sont soumises à la pression du corset, la peau fine et sensible qui recouvre les divers organes de la femme, est la première qui en éprouve les atteintes les plus désagréables; non-seulement son tissu se relâche après avoir perdu son élasticité, mais encore elle se ride prématurément en plusieurs endroits, ou bien elle se trouve parfois profondément entamée. Les parties du corps les plus saillantes, sont celles qui souffrent davantage : les mamelles étroitement serrées sont disposées à de graves lésions. Le mamelon emprisonné ne peut acquérir son volume naturel; il reste toujours exigu, quelquefois si petit et si enfoncé, que plusieurs mères ont la douleur de ne pouvoir appaiser les pleurs et la faim de l'enfant qu'elles viennent de mettre au monde.

En vain elles auront mis en usage, et bouts de sein et suçoirs de verre, tout est inutile; le mamelon qui a été trop long-temps comprimé, échappe sans cesse au nouveau né avide de sucer le lait maternel. C'est dans ces instans de sollicitude, qu'une mère attachée à son fruit, maudit les raffinemens de la coquetterie qui l'empêchent et la privent de remplir le plus doux comme le plus sacré des devoirs !

Les gerçures dont est atteint assez souvent le corps de la mamelle, ne sont déterminées que par le gonflement et la réplétion des vaisseaux galactophores. L'engorgement connu sous le nom de *poil*, ordinaire chez les nouvelles accouchées, doit être attribué à une surabondance de fluides lactigènes qui, se portant vers ces parties, y déterminent des abcès plus ou moins fâcheux. Nous regardons le corset comme cause prédisposante de ces deux maladies, et nous sommes fondés dans notre opinion, puisqu'il est aisé de comprendre que les conduits lactifères long-temps comprimés, et par conséquent affaiblis, ne sauraient transmettre au lait le mouvement qui lui est nécessaire pour être porté hors de l'économie. Aussi, à la suite de ces abcès, il faut pratiquer plusieurs ouvertures au sein, afin de le guérir, et non-seulement cette opération est douloureuse, mais encore elle traîne à sa suite des cicatrices désagréables.

De toutes les maladies auxquelles la femme se trouve naturellement sujette, il n'en est pas sans doute de plus terrible et de plus affreuse que le cancer au sein. Cette affection paraît être le résultat d'une faiblesse radicale imprimée à la fibre vivante; elle arrive ordinairement à la suite de l'engorgement des glandes mammaires, et fait de nos jours des progrès rapides; elle s'observe fréquemment sur-tout dans les grandes villes. Je l'ai vu survenir après la moindre chute; quelquefois même le coup le plus léger porté sur cette partie très-sensible, y a donné lieu. Que ne peut donc la pression continuelle exercée par le corset? Si les femmes pouvaient se persuader les douleurs vives et les angoisses que ce mal affreux leur prépare, nous sommes certains que cet ajustement que nous combattons perdrait sa vogue; si elles savaient sur-tout que dans les cas les moins fâcheux, il faut que le chirurgien, armé d'instrumens acérés, aille chercher jusque dans ses détours tortueux, l'ennemi formidable qui les dévore; si elles pouvaient comprendre que, malgré les soins les plus assidus, les opérations les mieux exécutées, les remèdes les mieux administrés, un ulcère sordide est tout ce qui leur reste, elles renonceraient à un ajustement aussi dangereux.

Qu'aurais-je à dire si je suivais les derniers momens de cette infortunée, qui, sur un lit de douleur, en proie aux convulsions du désespoir, invoque la mort à grands cris, pour la délivrer d'un mal qui ne peut finir qu'avec la vie ! Ah ! vraiment ! notre cœur ne peut résister à ces pensées déchirantes ; il frémit de songer que presque toujours cet être intéressant qui prodigue à l'homme tant de douceurs, est malheureusement la cause exclusive de sa perte.

Les parties molles ne sont pas les seules qui soient lésées par cet ajustement, car nous observons qu'après avoir énervé les forces musculaires, il retarde chez les jeunes personnes les progrès de l'ossification ; la poitrine ne peut acquérir son ampleur ordinaire ; les côtes, fortement pressées, ne sont plus à la distance que la nature leur avait assignée ; de là, plusieurs vices de conformation se font remarquer. Les médecins du siècle dernier, Riolan entre autres, avaient vu que les dames de qualité, qui, plus que les autres, étaient esclaves de la mode, avaient l'épaule droite plus grosse que la gauche ; de telle sorte, dit-il, que pour se rendre belles, elles se faisaient bossues.

Par le moyen du corset que les femmes mettent en usage, la poitrine se trouve complètement déformée ; l'os appelé *sternum*, sur lequel viennent aboutir les arcs osseux qui forment le thorax, déprimé à l'excès par le busc, rétrécit beaucoup cette cavité d'avant en arrière, et l'empêche d'arriver jamais à son complément de perfection. Il suit de là que la respiration étant gênée, elle devient courte, pénible et difficile; on étouffe, on suffoque pour la moindre course, puisque l'organe pulmonaire est dans l'impossibilité de remplir ses fonctions. Nous pensons qu'il n'était guère plus de moyens pour attirer une cohorte de maux sur cet organe essentiel à la vie. Doit-on s'étonner après cela si les maladies du poumon sont si fréquentes, et si elles moissonnent un si grand nombre de jeunes victimes encore au printemps de leur vie! Les variations atmosphériques exerçant une action puissante et délétère sur des poitrines déjà affaiblies, il n'est pas étonnant qu'à Paris, où ces machines meurtrières sont les plus communes, les maux du poumon augmentent progressivement. Les hôpitaux, ces tristes asiles ouverts au malheur et à l'indigence, fourmillent d'un nombre considérable de femmes phthisiques; et les médecins, dans leur pratique, en rencontrent à chaque pas. Nous sommes donc fondés à regarder le corset comme cause prédisposante de la phthisie pulmonaire. D'après ces motifs, nous ne saurions assez recommander aux femmes, de bien méditer ce que nous disons dans cet Opuscule. Ainsi les crachemens de sang qui précèdent la destruction de l'organe respiratoire, et qui se renouvellent avec des symptômes très-intenses, sont la suite inévitable de ces costumes, et conduisent à une mort prématurée une foule de jeunes femmes. Le père de la médecine, et ceux que l'ont suivi, regardent la phthisie pulmonaire comme incurable quand elle est bien déclarée : cherchons donc à éloigner les causes qui peuvent la faire naître, et nous n'aurons plus à gémir sur ses ravages.

Par la pression continuelle du corset sur la poitrine et le bas-ventre, la circulation éprouve une gêne remarquable. La colonne du sang qui, des parties inférieures, remonte au cœur, interceptée dans son trajet, dilate les tuniques des vaisseaux et les dispose aux anévrismes : ce sont ces maladies qui donnent la mort comme un coup de foudre, lorsque le fluide sanguin, après avoir déchiré les vaisseaux qui le contiennent, s'épanche dans le thorax ou l'abdomen. C'est ainsi qu'ont perdu la vie plusieurs personnes, dont il est parlé dans quelques ouvrages de médecine, et dont nous-mêmes avons vu un exemple tout récent.

Mais si l'on ne voit pas souvent des dilatations anévrismales funestes, on remarque tous les jours que les femmes serrées outre mesure, se plaignent constamment de palpitations de cœur insupportables, qui ne cèdent à aucun antispasmodique. Et comment serait-il possible qu'une pareille médication pût être efficace, quand le mal contre lequel on la dirige dépend d'une cause qu'on ne peut atteindre! Ce genre de maladie est très-fréquent dans la capitale; je ne connais pas de femme qui n'en soit atteinte, et toutes se plaisent à le regarder comme un effet de la délicatesse de leurs nerfs; et quelques médecins complaisans les tiennent dans ces idées, sans s'apercevoir de la maladie, qui souvent se termine d'une manière fâcheuse.

Les mauvais effets du corset ne sont pas moins nombreux sur les parois du ventre et sur les organes qui sont contenus dans cette capacité.

Les plans charnus des muscles droits et obliques, long-temps soumis à une compression immédiate, perdent leur ressort et leur tonicité; ceci est si vrai, que l'on observe journellement chez les femmes qui se serrent avec force, des délivrances extrêmement pénibles, difficiles et laborieuses. Nulle part que dans les cités immenses et populeuses, ne se présentent ces accouchemens qui font souvent succomber les femmes, et qui sont l'écueil insurmontable de toutes les ressources de l'art.

A quoi doit-on attribuer ces fœtus monstrueux dont chaque jour nous avons des exemples frappans? Ne nous est-il pas permis de regarder le corset comme la cause matérielle de ces phénomènes surnaturels? En effet, l'utérus, qui contient les produits de la conception, gêné étroitement dans les dimensions qu'il doit acquérir, ne peut laisser prendre aux membres du fœtus les formes ordinaires; une partie s'accroîtra souvent aux dépens d'une autre, et de là surviennent les bizarreries que l'on ne manque pas d'attribuer à la nature, et qui cependant ne sont que la suite de ce raffinement de coquetterie que nous combattons. Heureuses encore les femmes qui n'ont que la seule douleur de mettre au monde un enfant chétif ou dégradé! mais malheur à celles qui porteront dans leurs flancs un être qui aura acquis plus de dimens ionsque le détroit qui doit lui livrer passage! Ici une opération extrêmement douloureuse est nécessaire, et la mort la suit presque toujours.

La matrice n'est pas le seul organe sur lequel agisse le pernicieux corset, tous les intestins contenus dans la capacité abdominale, déprimés par une force étrangère, tendent à s'échapper par le pli de l'aine, où se trouve l'arcade crurale. De là, cette fréquence des hernies chez le sexe, incommodité si nuisible et à la fois si dégoûtante.

Les autres viscères solides et résistans, comme le foie, la rate, éprouvent une altéraion plus ou moins profonde; ils s'enflamment, s'engorgent : le foie est le plus sujet à se trouver malade; il se développe dans son parenchyme, des foyers de pus; d'autres fois un squirre s'y fixe : il n'est pas besoin d'ajouter que ces maladies sont presque toujours dangereuses. On a trouvé des calculs dans les vésicules biliaires chez les femmes mortes de la jaunisse : n'est-il donc pas permis d'attribuer cet accident à la faiblesse de cet organe contracté par une pression immodérée?

Quand l'estomac est plein d'alimens, et qu'une femme est serrée, celui-ci éprouve une altération plus ou moins profonde, de telle sorte que la digestion devient quelquefois impossible; car j'ai été témoin que plusieurs jeunes personnes suffoquaient, et étaient aux prises avec les angoisses les plus pénibles après un repas copieux, tellement qu'on aurait pensé qu'elles allaient rendre le dernier soupir. Eh bien ! le seul remède consistait à défaire le lacet de leur ajustement pour les rendre à la vie.

Supposons que ces accidens n'aient pas lieu, quel trouble ne se fait pas sentir dans les fonctions digestives? Il est manifeste par le malaise qu'on éprouve, et les vents nombreux qui s'échappent de l'estomac. Plusieurs maladies en sont la suite. La plus cruelle est la crampe nerveuse de cet organe; son squirre, ou bien celui du pancréas. Sur la fin de cette maladie de l'orifice pilorique du gaster, les alimens les plus légers ne sauraient passer; on vomit les boissons les plus douces; enfin chaque jour diminue les forces de la vie, et la mort vient terminer cette scène de douleurs.

L'estomac n'est pas le seul des viscères qui devient malade à la suite de la compression exercée par le corset: le canal digestif participe bientôt à cette altération; des entérites aiguës et chroniques se déclarent; elles se font reconnaître par les douleurs sourdes gravatives que les femmes éprouvent dans le ventre, et par les gaz qui se dégagent; les glandes du mésentère s'atrophient et tombent en suppuration; alors une diarrhée continuelle survient, et amène souvent le marasme qui est la fin de l'existence.

Une foule d'autres affections me paraissent résulter encore de l'emploi des machines baleinées, entre autres les vapeur hystériques; le retard du flux menstruel, les pâles couleurs ont été observés chez les jeunes filles que l'on emprisonne de bonne heure dans cet ajustement. Une incommodité assez commune, et qui s'est présentée à moi plusieurs fois, c'est le dérangement de la menstruation chez les femmes des villes. Il est aisé de se rendre compte de ce phénomène : la circulation étant gênée, les fonctions vitales interverties, rien ne peut se trouver dans l'ordre naturel.

Les nerfs qui vont se distribuer au thorax et à la matrice, fortement comprimés, donnent naissance à une maladie devenue très-fréquente parmi nous. Depuis que les femmes ont voulu avoir une taille fine et élégante, et depuis que pour plaire on les a vues vouloir se réduire le corps jusqu'à pouvoir le contenir dans les dix doigts; c'est, disons-nous, depuis cette époque, que l'hystérie, et les formes diverses qu'elle est susceptible de prendre, s'est faite remarquer ; ce dangereux Prothée que rien ne peut enchaîner à la ville, et qui échappe sans cesse aux médications les mieux administrées, est extrêmement facile à dompter à la campagne.

Là, les femmes, libres de toute étiquette, dégagées d'un cérémonial gênant, se débarrassent de leur corset, en même temps de leur maladie.

Après avoir jeté un coup-d'œil rapide sur les affections auxquelles le corset prédispose le sexe, examinons un instant si le but que la femme se propose en le mettant en usage, se trouve rempli. Nous croyons pouvoir répondre par la négative. Ecoutons, à ce sujet, le profond et sublime Jean-Jacques : « Tout ce qui gêne et » contraint la nature, dit-il, est de mauvais » goût : cela est aussi vrai des parures du corps » comme des ornemens de l'esprit ; la vie, la » santé, la raison, le bien-être doivent aller » avant tout ; la grâce ne va point sans l'aisance ; » la délicatesse n'est point de la langueur ; il » ne faut pas être mal saine pour plaire ou ex- » citer la pitié quand on souffre ; mais le plaisir » et le désir cherchent la fraîcheur et la santé. »

Puisque les femmes font tous leurs efforts pour paraître belles et inspirer de l'amour aux hommes, examinons si elles sont arrivées à leurs fins ; demandons-nous si le corset ne flétrit pas la beauté au lieu de lui donner de l'éclat. D'abord, altérant le tissu de la peau dans plusieurs parties, il lui donne un aspect désagréable sur tous les points de contact ; de telle sorte que lorsque la femme se délivre de cette contrainte cruelle qui la tenait recluse, elle en conserve long-temps les marques douloureuses ;

les globes mammaires en deviennent livides, les bras en perdent leur blancheur éclatante, ils sont marbrés. Le ventre, qu'elles se proposent de diminuer, acquiert un volume énorme, à cause que les parois affaiblies ne présentent plus aucune résistance aux circonvolutions intestinales qui le forcent sans cesse; aussi, après le premier accouchement est-il sillonné d'un grand nombre de plis et de vergetures qui n'auraient point eu lieu si les tégumens avaient conservé leur force tonique et contractile.

Quand on médite attentivement tous ces objets, doit-on s'étonner du dégoût qui règne dans tant de mariages? Une imagination amoureuse s'était peint les charmes de l'objet adoré tels qu'elle les désire, souvent tels qu'ils devraient être; mais bientôt elle découvre ce qu'il y a de réel, et la vérité vient détruire ces brillantes images. Si l'amant le plus épris devient alors le plus froid des époux, la femme devrait s'en prendre à elle-même, plutôt que de rejeter la faute sur la légèreté des hommes; mais, à pareil prix, qui voudrait se rendre justice?

Lorsqu'une femme doit paraître dans la société, elle redouble ses soins pour enlever tous le cœurs; c'est alors qu'elle se torture de mille manières pour obtenir un triomphe passager;

elle serre sa gorge qui retombera d'autant plus qu'elle aura été relevée davantage. Pour quelques instans d'un bonheur imaginaire, elle augmente un mal qui ne doit plus cesser. Imprudente, ne devrait-elle pas savoir que chaque éloge lui enlève une partie de sa véritable félicité !

Quoique nous blâmions l'excessive coquetterie du sexe, nous sommes loin de penser que la femme ne doive prendre aucun soin de sa toilette : si elle voulait cesser de plaire, elle cesserait bientôt d'être aimable. Mais que lui sert d'avoir un corset, quel avantage en retire-t-elle ? pas plus que du rouge, du fard, et autres cosmetiques qu'elle emploie avec profusion.

De toutes les parties extérieures, les seins les premiers trahissent l'artifice des femmes. Malgré tous les manéges les plus adroits, il est facile de voir tout ce qu'ils n'ont plus. Si elles entendaient mieux leurs intérêts, elles seraient bien plus réservées sur l'emploi de ces machines, qui, loin de donner une nouvelle élégance à leurs formes, ne peuvent que hâter une vieillesse prématurée. Ce qui nous choque vivement, c'est de voir de jeunes personnes, d'ailleurs très-bien faites, que l'on emprisonne de bonne heure dans un corset étroitement serré. Aussi ne tardent-elles pas à en ressentir les atteintes les plus graves, sans en retirer le moindre agrément. Si elles paraissent dans un festin, elles n'y sont que simples spectatrices; souvent avec un appétit bien décidé, elles ne sauraient le satisfaire sans courir le risque d'être incommodées. Un jour de plaisir est souvent pour elles un un jour de privations; en société, dans les bals, elles éprouvent des maux de tête, des vertiges, des syncopes, qui les forcent d'abandonner les lieux où les Ris et les Grâces les avaient appelées!

D'après tout ce qui vient d'être dit sur le corset, on devrait se décider à le prohiber entièrement; mais, dans le temps actuel, la mode en est si générale, que ce serait vouloir l'impossible que de le proscrire. D'un autre côté, l'empire de l'habitude est si puissant, qu'il serait très-difficile de l'anéantir. C'est pourquoi nous avons employé tous les moyens qui sont en notre pouvoir, pour sortir de cet ajustement. les inconvéniens qui y sont attachés. Nous espérons que, par les modifications que nous lui avons fait subir, il ne résultera aucun des accidens que nous avons précédemment décrits. Ainsi nous sommes d'avis que les jeunes filles qui n'ont point à contenir des appas volumineux, ne fassent usage que d'un corset de toile, de fil ou de coton, garni aux parties où il doit appuyer, de petits ressorts élastiques ; de cette manière, il n'adviendra aucune affection, que le busc ne manque jamais de faire naître sur une constitution faible et qui n'est pas encore formée. Quant aux femmes plus âgées, et d'ailleurs bien faites, nous leur conseillons le corset ordinaire, sans baleine ni plaques de fer, dont le devant sera garni de ressorts élastiques plus étendus et plus mobiles, à la partie inférieure, pour s'accommoder à l'abaissement et à l'élévation des côtes ; la partie postérieure des épaulettes sera montée avec des ressorts de même nature, pour que l'épaule et le bras puissent être entièrement libres dans leurs mouvemens ; des goussets élastiques seront placés sur les parties latérales inférieures, pour embrasser la saillie des hanches ; des jonctions circulaires termineront le corset en bas et l'empêcheront de remonter.

Pour les femmes qui ont les épaules d'une hauteur inégale, nous ne pouvons mieux faire que de leur désigner la mécanique de M. Delacroix, artiste très-ingénieux, qu'on peut adapter au corset dont nous venons de donner l'idée : elle se compose principalement d'une tige mobile à crémaillon, qui engraine dans les dents d'une petite roue qu'on fait mouvoir au moyen d'une clef passée dans un trou carré pratiqué au centre de la roue; la tige se termine en haut par un croissant matelassé qui embrasse et soutient le bras et l'épaule, qu'on peut ainsi élever ou abaisser à volonté, suivant le sens dans lequel on fait tourner la roue. L'addition de cette machine n'augmente presque pas le volume des corsets et ne cause aucune incommodité.

Nous terminons cet écrit, qui aurait encore besoin de plusieurs développemens, en engageant les femmes à bien réfléchir sur tout ce que nous y avons consigné, qui est le fruit de l'expérience des médecins consommés, et de la nôtre en particulier. Nous le répétons encore, nous pouvons regarder l'emploi du corset mal dirigé, comme la cause éloignée ou prochaine d'une foule de maladies.

Il serait bien à désirer que l'on changeât tous ces bizarres costumes qui tendent à dégrader et à avilir notre espèce. En attendant que le temps fasse justice de tous ces colifichets qui gênent la vie dans ses fonctions les plus importantes, nous ne cesserons de faire tous nos efforts pour ramener ce sexe aimable sur la voie de la santé, en lui montrant ce qui peut lui être nuisible et profitable. Quand les préceptes de l'art que nous professons seront écoutés, quand les oracles du dieu de la médecine, transmis par notre faible voix, seront mis en pratique, alors nous pouvons le prédire avec assurance, le bien-être des femmes sera certain, plusieurs maladies disparaîtront, et elles pourront jouir de tous les plaisirs de la vie, et des charmes qui la font aimer.

Ni l'amour de l'intérêt, ni celui de la gloire, ne nous ont point guidé dans l'entreprise de cet Opuscule; le seul plaisir d'être utile et de faire le bien, a dirigé toutes nos pensées. Aurons-nous réussi? c'est au public à le décider.

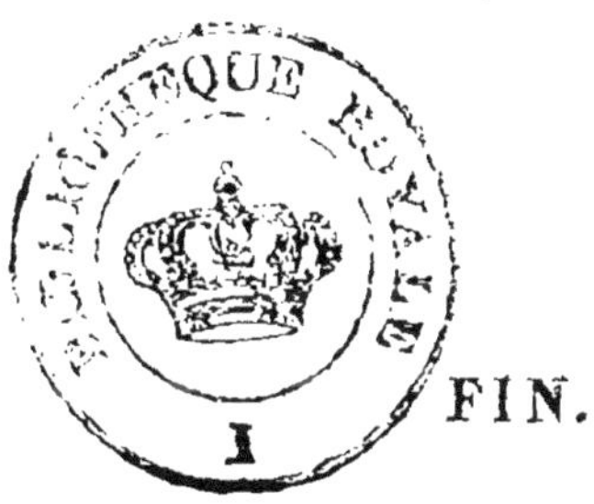

FIN.

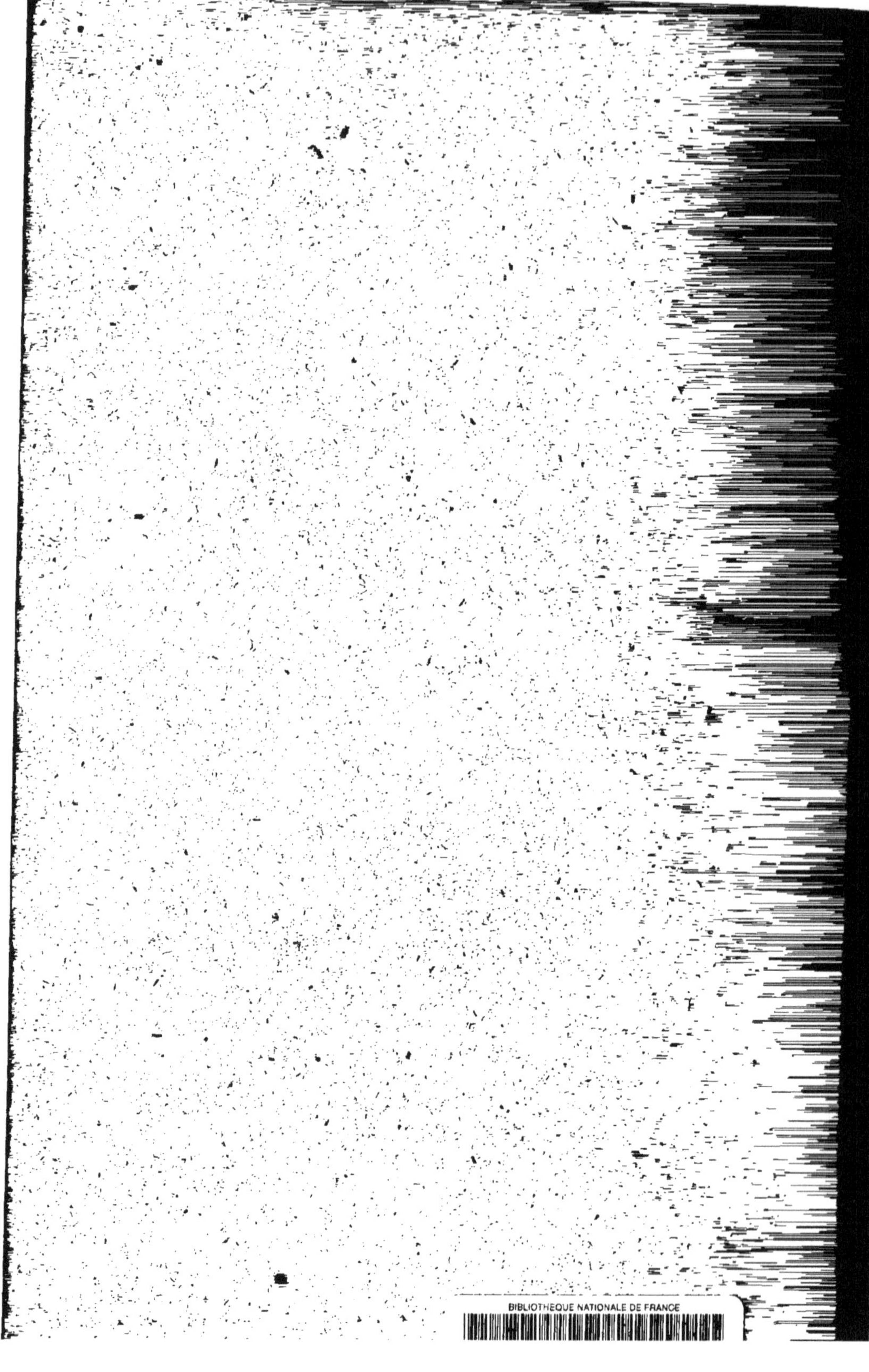

www.ingramcontent.com/pod-product-compliance
Ingram Content Group UK Ltd.
Pitfield, Milton Keynes, MK11 3LW, UK
UKHW021030200726
13857UKWH00004B/1689

9 782013 074544